RÉPONSE

AUX LETTRES DE M. MANEC

SUR L'HOMŒOPATHIE

PAR

P. JOUSSET

Ancien Interne, Lauréat (médaille d'or) des Hôpitaux de Paris

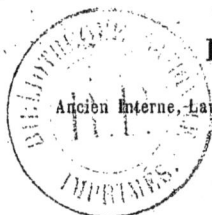

PARIS

J.-B. BAILLIÈRE, LIBRAIRE DE L'ACADÉMIE IMPÉRIALE DE MÉDECINE

RUE HAUTEFEUILLE, 19

A LONDRES, CHEZ H. BAILLIÈRE

219, REGENT STREET

A NEW-YORK, CHEZ H. BAILLIÈRE

290, BROADWAY

A MADRID, CHEZ C. BAILLY-BAILLIÈRE

CALLE DEL PRINCIPE, Nº 11

1856

RÉPONSE

AUX LETTRES DE M. MANEC

SUR L'HOMŒOPATHIE.

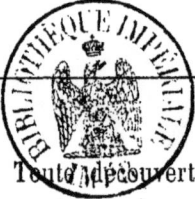

Toute découverte, à quelque science qu'elle appartienne, rencontre toujours à sa naissance deux espèces de critique; l'une, sincère et loyale dans ses procédés, recherche franchement si l'idée nouvelle doit être classée parmi les vérités ou parmi les erreurs; l'autre cherche à étouffer par tous les moyens l'idée qu'elle examine, sans se préoccuper de savoir si elle est vraie ou fausse. Cette dernière critique est presque toujours déloyale et injurieuse, surtout quand elle s'attaque à une idée vraie. Parce que, dans ce cas, l'auteur a parfaitement conscience de la faiblesse de ses arguments et qu'il cherche alors à triompher par des moyens moins honnêtes. Les *Lettres sur l'homœopathie*, publiées par M. Manec dans un journal politique, nous offrent tous les caractères de cette critique de mauvais aloi : citations fausses ou détournées de leurs sens véritable; inintelligence feinte ou réelle des problèmes à résoudre; injures, diffamations, dénonciations même au pouvoir et aux administrations; rien ne manque aux *Lettres sur l'homœopathie* pour en faire un pamphlet du plus mauvais goût; rien, pas même cette tactique habituelle qui consiste à couvrir toutes les violences sous le voile de la liberté de penser, du respect de la tradition et de l'amour de l'humanité. Aussi n'aurions-nous pas répondu à ces lettres, si elles n'avaient été éditées par les médecins du

département du Lot-et-Garonne et si elles n'avaient emprunté
à cette circonstance une sorte d'autorité.

L'auscultation a soulevé, à son origine, une lutte analogue à
celle provoquée par la découverte de Hahnemann, et les arguments articulés contre Laënnec sont reproduits, à peu près
dans les mêmes termes, contre l'homœopathie. Un médecin, aujourd'hui très-haut placé dans la hiérarchie scientifique, décla-
rait qu'il n'avait pas l'oreille assez fine pour entendre l'herbe
pousser : plaisanterie aussi spirituelle que celle qui consiste à
dire que, pour prendre un médicament à haute dilution, il faut
en jeter une goutte dans le lac de Genève et boire un verre de
cette eau. Dans les hôpitaux, des médecins appliquaient le sté-
thoscope n'importe sur quel point de la poitrine et déclaraient
qu'ils n'entendaient pas le souffle bronchique; comme M. Andral,
donnant n'importe quel globule, dans n'importe quelle maladie,
et s'étonnant de n'obtenir aucun résultat. D'autres attaquaient
les théories données par Laënnec et par ses élèves pour expli-
quer les phénomènes de l'auscultation, démontraient leur fausseté ou leur contradiction et en concluaient que l'auscultation
était fausse; comme M. Manec conclut de la fausseté et de la
contradiction des explications et des théories de Hahnemann à la
fausseté de la loi : *similia similibus curantur.* Qu'est-il résulté
de toutes ces oppositions systématiques, de ces critiques inintel-
ligentes? C'est qu'aujourd'hui tous les médecins pratiquent l'auscultation, et que ceux qui l'ont combattue le plus violemment ne
demandent qu'une chose, c'est qu'on oublie leurs oppositions et
leurs arguments.

Il en sera de même de l'homœopathie. Seulement il faut du
temps pour que la vérité s'établisse; et les critiques telles que
celles de M. Manec, tout en étant très-regrettables, sont cependant dans la nature de ces sortes de luttes. Il faut donc les subir,
tout en espérant que cette guerre, qui ne respecte ni la justice
ni la confraternité, touche bientôt à sa fin.

M. Manec attaque l'homœopathie au nom de la tradition en
médecine ; c'est de ce point de vue qu'il reproche à Hahnemann
de nier les maladies et de se livrer à une thérapeutique absurde.
Or, ce respect de la tradition, cette affirmation de l'existence des
maladies, ce culte d'une thérapeutique rationnelle, ne sont
pour M. Manec que des moyens de critique, des mots vides de
sens, un drapeau dont il se couvre, mais dont il ne comprend
pas la signification. En effet, M. Manec est *organicien*, et, comme
tel, il nie les maladies et la tradition ; seulement il ne se rend
pas bien compte de ses idées. Quant à sa thérapeutique, elle ne
repose sur aucun principe et elle se résume en un empirisme
arbitraire.

Avant d'entrer plus avant dans l'examen des *Lettres sur l'homœopathie*, nous allons établir ces deux propositions, parce qu'il
est très-important d'être fixé sur le degré de compétence d'un
critique avant de discuter avec lui.

Nous trouverons la doctrine de M. Manec dans sa définition
de la maladie, et nous acquerrons, en même temps, la preuve de
son incompétence dans les questions de médecine générale, puisque ce médecin ne s'aperçoit pas que cette définition, qu'il op-
pose à celle de Hahnemann, est, comme cette dernière, une négation de la maladie.

« La maladie, dit M. Manec, est un changement plus ou moins
appréciable dans un ou plusieurs de nos organes ; changement
qui modifie les fonctions de ces organes et qui se traduit à nos
yeux par des symptômes qui sont les signes de la maladie...
Il y a entre les symptômes et les lésions, corrélation de cause
à effet. » (P. 28.) Ce qui veut dire que les maladies sont des
lésions, plus des symptômes : définition qui appartient à l'orga-
nicisme le plus pur.

Ainsi, pour M. Manec, il n'y a point de maladies, il n'y a
que des lésions et des troubles fonctionnels. De quel droit vient-
il donc reprocher à Hahnemann de nier l'existence des **maladies**

et en quoi trouve-t-il la définition suivante, empruntée à l'*Organon*, inférieure à la sienne : « Toute maladie suppose un changement dans l'intérieur de l'organisme humain, qui se traduit à l'extérieur par des phénomènes perceptibles à nos sens. » (Manec, p. **28.**) Cette définition est mauvaise, j'en conviens; elle suppose, elle aussi, la négation des maladies, mais cependant elle est meilleure que celle de M. Manec, parce que l'idée qui consiste à considérer la maladie comme *un changement dans l'organisme* est plus large et, par conséquent, moins incomplète, moins éloignée de la vérité que celle qui fait de la maladie *une lésion d'un ou de plusieurs organes*.

Hahnemann, comme M. Manec, nie donc la maladie; mais seulement le premier de ces auteurs sait parfaitement ce qu'il fait, il nie les maladies pour empêcher ses élèves de tomber dans le spécificisme, tandis que M. Manec ne s'aperçoit pas que sa définition est une négation en pure perte de l'*existence* des maladies.

L'auteur des *Lettres sur l'homœopathie* attaque ensuite la doctrine de Hahnemann sur les maladies chroniques ; il démontre ou plutôt il affirme l'absurdité de la doctrine *de la psore*. M. Manec vient un peu tard, et il y a longtemps que cette critique a été faite par les médecins homœopathes eux-mêmes, d'une manière beaucoup plus complète et beaucoup plus scientifique. Cette critique n'est, du reste, possible qu'au point de vue de l'essentialité des maladies ; et je ne comprends pas comment un organicien, qui ne reconnaît que des lésions et qui admet les explications physiologiques de l'école, peut trouver absurde la doctrine *de la psore*. En quoi cette doctrine est-elle plus absurde que la *théorie de l'infection?* C'est, dit M. Manec, parce que le virus de la gale n'existe pas. Est-ce que le passage du pus dans le sang existe? entre ces deux doctrines je ne trouve nulle différence; on peut préférer l'une à l'autre, c'est une affaire de goût; seulement il faut savoir qu'elles reposent toutes les deux sur des hypothèses parfaitement arbitraires.

Nous avons dit encore que pour M. Manec, la thérapeutique n'était qu'un empirisme arbitraire. C'est maintenant ce qu'il s'agit de démontrer.

Cet auteur ne formule nulle part sa doctrine thérapeutique. Il est pour l'allopathie, pour l'antipathie, pour les spécifiques, et même un peu pour l'homœopathie. Cependant, à propos du traitement du choléra, M. Manec s'exprime plus nettement. « Cette maladie, dit-il, ne nous est encore connue ni dans sa nature, ni dans ses causes; le traitement rationnel que nous voudrions déduire de cette double source ne pourrait être fondé que sur des hypothèses plus ou moins spécieuses. » (P. 154.) Ainsi, pour M. Manec, le traitement des maladies se déduit de leur nature et de leurs causes; voilà la doctrine thérapeutique formulée.

Évidemment cet auteur ne se fait pas une idée bien nette de ce qu'on entend par les mots *causes* et *nature* des maladies. Sans cela, il saurait que toutes les maladies sont absolument comme le choléra, sous le rapport de leurs causes et de leur nature, et que nous ne connaissons ni mieux ni plus mal la nature et les causes de la pneumonie que les causes et la nature du choléra, et que baser la thérapeutique sur une inconnue, c'est la baser sur des hypothèses. M. Manec ignore tout cela, et la preuve qu'il l'ignore, c'est qu'il croit connaître les causes et la nature de la pneumonie, et qu'il s'imagine en comprendre parfaitement le mécanisme.

« La pneumonie, dit-il, est une des maladies les mieux connues, l'une de celles dont le mécanisme est le plus facile à saisir. Le plus souvent la forme simple de cette maladie est le résultat d'un refroidissement subit lorsque le corps est en sueur. La brusque impression du froid crispe la peau, en resserre les pores dilatés, et repercute vers l'intérieur la transpiration cutanée. En même temps l'air inspiré produit un effet analogue dans les poumons; les capillaires se resserrent, la circulation s'y embarrasse, tandis que les artères pulmonaires leur

envoient une plus grande quantité de sang qui reflue de la circonférence vers l'intérieur ; de là, stase de ce fluide et l'engorgement sanguin du tissu pulmonaire. Voilà la pneumonie simple. »
M. Manec ajoute en note : « Les médecins comprendront que
cette explication toute mécanique de la formation de la pneumonie ne s'adresse qu'aux gens du monde....... Je n'ai pas tenu
compte de la lésion vitale du poumon, j'ai supposé le cas le plus
simple, celui où la lésion vitale est consécutive à l'afflux sanguin. » (P. 155).

Cette théorie n'est ni neuve ni ingénieuse, et la note explicative adressée aux médecins est de la même force que l'heureux
mécanisme mis à la portée des gens du monde. M. Manec prend
les circonstances dans lesquelles se développent les maladies,
les causes occasionnelles pour la cause formelle. Du reste, tout
est faux dans cette explication de la pneumonie ; si, en effet, le
mécanisme imaginé par M. Manec était vrai, il n'y aurait plus
moyen de faire d'hydrothérapie, et les malades de Marienberg,
qui, au milieu de l'hiver et après une marche longue et pénible,
vont recevoir une douche glacée, pendant que leurs poumons
inspirent un air très-froid, devraient tous contracter des pneumonies ; ce qui n'arrive jamais.

Il est donc bien établi maintenant que c'est un homme complétement étranger à toutes les vérités médicales qui vient attaquer l'homœopathie au nom de la tradition, et que, pour cet
auteur, ce mot est complétement vide de sens.

Cette inintelligence des questions de médecine générale nous
explique encore comment il se fait que M. Manec n'ait pas su
démêler, au milieu des hypothèses et des théories de Hahnemann, la seule chose réellement importante : sa loi thérapeutique et ses expériences de matière médicale. Préoccupé,
avant tout, de rendre les homœopathes ridicules, il a noyé l'exposition de la loi *similia similibus* et celles des doses infinitésimales au milieu des hypothèses de Hahnemann et de ses

élèves. M. Manec, qui prétend avoir étudié ses auteurs, devrait pourtant avoir lu ces lignes du livre de M. Tessier sur la pneumonie et le choléra.

« La doctrine de S. Hahnemann peut se diviser en deux parties : la pathologie et la thérapeutique, terme pour terme ; l'une comprend ses erreurs, l'autre ses vérités ; de telle sorte que dire pathologie, ou erreurs de Hahnemann, c'est la même chose , et que dire thérapeutique, ou vérités dues à Hahnemann, c'est encore dire la même chose. » (Préface, p. 20.) La pathologie de Hahnemann est un hippocratisme mêlé de panthéisme et d'idéalisme allemand ; sa thérapeutique, bien comprise, est celle des indications ; c'est la thérapeutique traditionnelle en médecine. Au lieu de se borner à examiner cette dernière partie, qui est le seul lien commun entre les médecins qu'il appelle homœopathes , M. Manec affecte de rendre tous les médecins responsables des théories et des hypothèses de Hahnemann , et de les confondre tous dans une même critique. Ils sont tous, dit-il, *ejusdem farinæ*. Nous laisserons M. Manec qualifier lui-même un semblable procédé.

Si M. Manec croit avoir réuni tous les non-sens , toutes les erreurs dus à la plume des homœopathes, il se trompe. On pourrait en remplir des volumes, et qu'est-ce que tout cela prouverait contre la loi des semblables et contre les doses infinitésimales? Qu'est-ce que prouvent contre la thérapeutique allopathique toutes les explications physiologiques, toutes les théories organiciennes qui remplissent les livres de cette école , et celles de M. Manec lui-même ?

La théorie soi-disant religieuse de M. de Bonneval est-elle plus extraordinaire que la lettre de Hahnemann, dans laquelle cet auteur prétend que l'homœopathie est *une dictée de l'Être suprême* (Lettre XIII, *Études de Médecine homœopathique*)? Tout cela est plus fort que la maladie immatérielle et le dynamisme médicamenteux, mais ce n'est ni plus absurde ni plus ridicule que ces

parolés d'A. Bérard. « Le passage du pus dans le sang est pour
moi une vérité de sentiment, une sorte de foi (*Rapport de la Société de chirurgie*). » — La religion de l'infection vaut bien la religion du dynamisme ; et, à mes yeux, ces doctrines sans nom ne
prouvent qu'une chose, c'est le dévergondage de l'esprit humain
à notre époque.

Nous ne répondrons donc qu'aux arguments qui s'adressent à
la thérapeutique, et nous laisserons pour ce qu'elles valent les
aimables plaisanteries qui remplissent une bonne partie des
Lettres sur l'homœopathie.

§ I. *Matière médicale.*

M. Manec examine d'abord la matière médicale de Hahnemann
et nous allons répondre à ses principaux arguments. Cet auteur
désapprouve l'expérimentation des médicaments chez l'homme
sain. Il pense qu'il vaut beaucoup mieux essayer les remèdes sur
les malades, puisqu'ils sont destinés aux malades. Du reste, il
n'est point du tout fixé sur les sources de la matière médicale.
« Le hasard, des idées théoriques plus ou moins justes, des
raisonnements fondés sur l'analogie, telles sont les circonstances
qui ont conduit les médecins à essayer les médicaments dans les
maladies. » (P. 57.)

Hahnemann n'a pas dit autre chose pour faire la critique de
l'ancienne thérapeutique, et je ne vois pas pourquoi on rejette
l'expérimentation chez l'homme sain, quand on n'a pour se
guider dans le choix des médicaments que *le hasard* et des
théories plus ou moins justes. Deux pages plus loin, M. Manec
tient un tout autre langage, il ne repousse plus d'une manière
absolue l'expérimentation sur l'homme sain : « Après avoir étudié
les propriétés physiques et surtout les propriétés chimiques d'une
substance, nous l'expérimentons alors sur les animaux dont

l'organisation se rapproche le plus de la nôtre, et enfin... nous essayons cette substance chez l'homme sain et chez l'homme malade. »

Mais alors pourquoi nous faire la guerre? Le procédé que vous indiquez est celui que nous suivons. Seulement nous attachons plus d'importance aux phénomènes produits par les médicaments, chez l'homme sain, qu'aux caractères physiques, ou même qu'aux caractères chimiques. M. Manec veut-il seulement reprocher à Hahnemann d'avoir rejeté l'*usus in morbis;* mais il y a vingt ans que cette discussion est terminée, et, puisque ce médecin a lu les auteurs qui ont écrit sur l'homœopathie, il devrait le savoir.

M. Manec cherche ensuite à tourner en ridicule l'expérimentation des médicaments chez l'homme sain, et, pour cela, il commence par se moquer des précautions recommandées par Hahnemann et par ses élèves pour cette expérimentation. Il trouve mauvais que les personnes en expérience notent toutes les sensations qu'elles éprouvent.

Il est évident cependant qu'on ne saurait prendre trop de précautions pour éviter de se tromper ; et il faut avoir un grand besoin d'arguments pour reprocher à des expérimentateurs d'avoir noté tout ce qu'ils ont éprouvé pendant une expérience.

Enfin, pour le besoin de la cause, M. Manec fait des citations en dehors de la vérité, comme on peut le voir dans les passages suivants : « Hahnemann exhorte les médecins à se soumettre eux-mêmes à l'expérimentation. » (P. 65.) Ce conseil est évidemment empreint d'un esprit d'honnêteté que tout homme qui n'est pas décidé à toujours blâmer aurait reconnu sans peine. M. Manec aime mieux faire une fausse citation.

« Merci du conseil, dit-il, gardez-vous bien de le suivre, mon cher ami, vous qui n'avez pas une foi aveugle dans la parole du maître..... Voici quelques-unes des petites incommodités qu'éprouva Hahnemann. « L'arsenic lui donna une mélancolie

« religieuse; la phthisie, un ulcère cancereux. La scille lui fit
« venir la gangrène froide. » M. Manec écrit en note : il est
bien entendu que l'arsenic et les autres médicaments que nous
citons ont été employés à dose homœopathique. » (P. 71.)

Or, les expérimentations précédentes se trouvent bien dans les
livres de Hahnemann, mais elles ne sont point de lui. Elles sont
empruntées à Greding, à Magault, à Stoerk et à d'autres auteurs
parfaitement étrangers à l'homœopathie et aux doses infinitésimales. Il est donc complétement faux de dire qu'à la suite de
l'ingestion des médicaments à doses homœopathiques Hahnemann ait éprouvé une *phthisie*, un *cancer*, etc., etc., et
M. Manec ne peut pas s'être trompé, puisque les passages aux-
quels il fait allusion se trouvent ainsi écrits dans la *Matière médicale*.

N⁰ˢ 751. Phthisie (Majault).

752. Fièvre phthisique (Stoerk).

791. Ulcère cancéreux qui rendit nécessaire l'ablation du
membre (Heinze), etc., etc.

Puisque M. Manec a lu le n° d'ordre du symptôme (et il l'a
lu puisqu'il le cite exactement), il ne peut pas n'avoir pas vu le
nom placé entre parenthèse. Il est donc pris en flagrant délit
de fausse citation, et il lui est impossible de se justifier.

M. Manec prétend eucore que les phénomènes considérés
par les homœopathes comme produits par le médicament, chez
l'homme sain, se développent naturellement chez le sujet pendant la durée de l'expérience (p. 78 et 101).

J'admets que, parmi les nombreux symptômes qui constituent
l'histoire des médicaments, il y en ait peut-être un certain
nombre qui n'ont point été produits par le médicament et qui se
soient développés naturellement. Ces symptômes sont, du reste,
fort peu importants, et je ne vois pas pourquoi l'observateur
les aurait passés sous silence. Mais, à côté de ces quelques phé-

nomènes qui, à la rigueur, peuvent se développer spontanément, il y en a d'autres qui ne peuvent être attribués à la même
origine.

Ainsi, en acceptant l'histoire du lycopode que nous présente
M. Manec, je lui demanderai comment il explique le développe-
ment des phénomènes suivants que je prends au hasard,

« La tête est fortement entreprise.

« Les cheveux tombent à un point étonnant.

« Les gencives saignent beaucoup quand on se nettoie les
dents. (Deux jours après.)

« Grande mobilité des dents.

« Les dents jaunissent, etc., etc. »

Sont-ce là « les phénomènes si naturels et si ordinaires qui
doivent se produire chez tout le monde dans l'espace de quelques jours. » (P. 101.)

On pourrait soutenir que les observations sont fausses ; mais
on ne peut pas dire que les phénomènes qu'elles rapportent se
soient développés spontanément et naturellement.

L'argument le plus important de M. Manec contre la matière
médicale de Hahnemann est celui-ci : « Toutes les substances
offrent à peu de chose près les mêmes symptômes ; plus de quarante médicaments ont produit les *vertiges* et un violent mal de
tête ; un nombre considérable produisent le coryza, le hoquet et
les renvois, etc., etc. » (P. 84.)

Cet argument n'est que spécieux, et une étude moins super-
ficielle de la matière médicale démontre que tous les médicaments sont loin de produire les mêmes symptômes. Cet argument contre la matière médicale est semblable à celui-ci contre
la séméiotique. Tous les symptômes sont à peu près les mêmes
dans toutes les maladies ; comment donc est-il possible d'en tirer
des signes pour le diagnostic? Il y a plus de quarante maladies
dans lesquelles on observe la céphalalgie ; dans un grand nombre
on rencontre de la fièvre, etc., etc. Mais cet argument n'a de

valeur que pour le médecin qui n'a pas étudié la séméiotique, sans cela il saurait que la céphalalgie et la fièvre diffèrent dans chaque maladie, et que c'est la connaissance de ces différences qui distingue l'homme fort en diagnostic ; celui qui peut reconnaître une maladie par un seul signe : *ex ungue leonem.*

Les symptômes fournis par l'action des médicaments sur l'homme sain présentent des différences analogues ; seulement il faut une certaine étude pour être en état de les apprécier. Cependant cela n'est point tellement difficile qu'on ne puisse en établir la preuve avec les médicaments cités par M. Manec. Pour cela, nous allons examiner les quatre premiers médicaments des quarante qu'il indique comme produisant le vertige et nous verrons que le symptôme est loin d'être toujours identique.

Ces quatre médicaments sont : l'*acétate de chaux*, l'*acide muriatique*, l'*acide phosphorique* et l'*aconit.*

Le vertige produit par l'*acétate de chaux* vient par accès, la tête se penche en avant et un peu à gauche. Il est également fort dans le repos et dans le mouvement. Quand le vertige prend en marchant, il y a tendance à tomber du côté droit.

Le vertige produit par l'*acide muriatique* est un tournoiement dans la tête, avec démarche incertaine. Ce vertige est plus fort dans la chambre qu'à l'air libre.

Le vertige de l'*acide phosphorique* a pour caractère de se produire en marchant ou en étant debout, et de ne pas se manifester en étant assis.

Le vertige de l'*aconit* est encore plus caractéristique ; il augmente par le mouvement, et principalement au commencement du mouvement, en se levant de sa chaise. Il s'accompagne d'envies de vomir. On voit, par ces quatre exemples, comment il est possible de distinguer les symptômes analogues produits par plusieurs médicaments. Il est donc faux de dire que « toutes les substances offrent, à peu de chose près, les mêmes symptômes. C'est là de la critique facile, et voilà tout.

M. Manec objecte encore que beaucoup de médicaments produisent des effets opposés, ce qui doit laisser les homœopathes dans un grand embarras. Il est très-vrai que beaucoup de médicaments produisent des effets alternatifs opposés : effets primitifs et effets consécutifs sur la valeur desquels on peut différer, mais qui prouvent au moins que la matière médicale de Hahnemann n'a point été faite à plaisir ; car, dans ce cas, on eût évité cette contradiction apparente, contradiction qui n'embarrasse pas l'homœopathe autant que M. Manec semble le croire, puisque ces effets alternatifs opposés des médicaments lui permettent de les employer dans des cas morbides analogues, par exemple dans les alternatives de diarrhée et de constipation, de faim canine et d'anorexie, de somnolence et d'insomnie, qui caractérisent certaines maladies.

Enfin, la matière médicale de Hahnemann contient les symptômes de la génération, comme ceux de la digestion et de la circulation ; M. Manec trouve cela *obscène.*

Ce médecin appartient évidemment à *l'école de la vertu :* nous venons de le convaincre de *citations fausses,* et il s'offusque d'expressions usuelles en physiologie et en anatomie. — Il n'y a rien à dire à cela.

§ II. *Similia similibus curantur.*

La thérapeutique de Hahnemann est principalement constituée par la loi des semblables ; et nous pensions que M. Manec aurait réuni tous ses efforts pour démontrer la fausseté de cette loi. Nous nous étions trompé : nous venons de lire, pour la troisième fois, les *Lettres sur l'homœopathie* et nous n'avons pu y découvrir un argument contre ce que M. Manec appelle le *simile.* Cet auteur trouve que Hahnemann a mal choisi ses exemples pour établir la vérité de la loi des semblables, que ses explications sont fausses et contradictoires; mais, quant à lui, il ne formule aucun argument pour démontrer la fausseté de cette loi.

Nous répondrons à M. Manec que les exemples rapportés par Hahnemann sont des faits, et des faits qui établissent que, dans l'histoire de la médecine, on rencontre à chaque page la preuve de l'efficacité des médicaments homœopathiques. Seulement M. Manec s'est borné à citer quelques exemples mal choisis ou qui prêtent au ridicule, comme celui de la grosse caisse ou de la prise de tabac, au lieu de rapporter les exemples empruntés au chapitre de l'*Organon*, intitulé : « Des Guérisons homœopathiques dues au hasard. » J'en citerai quelques exemples, pour que le lecteur puisse juger de leur valeur. « *Sauters* guérit une inflammation ulcéreuse de la bouche avec le mercure... *Hamilton, Hoffmann, Michaelis* ont traité des esquinancies avec succès par le même médicament... *Agricola* prenait le plomb contre la constipation et en retira de grands avantages... *Baume, Boerhaave, Cullen* et d'autres donnent avec succès le cuivre dans l'épilepsie... *Fabrice d'Aquependente, Bartholin* et *Sydenham* prescrivent les cantharides dans l'ischurie, etc., etc. »

Mais cette loyale citation eût eu deux graves inconvénients : le premier, d'établir par des faits nombreux et irrécusables la vérité de la loi des semblables ; le second, de démontrer que Hahnemann, ce fou, ce charlatan, était un homme d'une haute et profonde érudition.

Dans toute cette argumentation, M. Manec ne peut parvenir à isoler dans son esprit la loi des semblables des doses infinitésimales ; il confond continuellement ces deux idées, comme on peut le voir dans cette réponse qu'il adresse à M. Tessier et qu'il croit péremptoire.

M. Tessier avait dit : « Hahnemann a été conduit par l'expérience à établir une formule générale du rapport : *Similia similibus curantur.* »

M. Manec répond : « Ce n'est pas l'expérience qui lui a appris
sa méthode; il ne connaissait alors que les doses ordinaires de
médicament, et les *semblables*, administrés ainsi, ne pouvaient
qu'aggraver le mal ; il l'a conçu *a priori*, et il a ensuite faussé
les faits pour les plier à sa théorie. » (P. 151.)

Cette phrase, à laquelle je ne puis donner le nom d'argument,
puisqu'elle ne contient qu'une dénégation accompagnée d'injures, prouve, d'une manière irrécusable, que M. Manec ne connaît pas Hahnemann. Si, en effet, il avait lu le premier Mémoire
de Hahnemann, intitulé : *Essais sur un nouveau principe pour
découvrir les vertus curatives des substances médicinales*, publié en 1796, il aurait vu que Hahnemann avait pendant longtemps soigné les malades avec des médicaments homœopathiques à doses ordinaires : il aurait encore acquis la connaissance
de ces faits par une étude sérieuse de la matière médicale et des
autres livres de Hahnemann, et il se serait convaincu que ce
n'est que graduellement et expérimentalement que cet auteur
est arrivé aux doses infinitésimales et qu'il avait vérifié, par la
clinique, la vérité du *similia similibus*, avant d'être arrivé aux
globules et aux dilutions.

Quant aux explications et aux théories que Hahnemann et ses
élèves ont données de la loi des semblables, leur fausseté et leur
contradiction ne prouve absolument rien contre la vérité de
cette loi.

Du reste, il suffisait à Hahnemann que l'observation clinique
eût confirmé son existence, et il attachait fort peu d'importance
aux explications théoriques qu'on pouvait en donner. « Comme
cette loi thérapeutique de la nature se manifeste hautement dans
tous les essais purs et dans toutes les expériences sur les résultats desquelles on peut compter, que, par conséquent, le fait est
positif, peu nous importe la théorie scientifique de la manière
dont il a lieu. Je n'attache aucun prix aux explications que l'on
pourrait essayer d'en donner. » (*Organon*. § XXIII.)

Ainsi donc, sur la première partie de la thérapeutique de Hahnemann, la critique de M. Manec ne renferme rien, rien que des citations incomplètes et capables seulement de tromper le lecteur.

§ III. *Doses infinitésimales.*

Nous allons examiner maintenant les arguments proposés par l'auteur contre les doses infinitésimales.

M. Manec pose ainsi la question :

« La manière de préparer les médicaments homœopathiques, par des dilutions successives, sert à en atténuer l'action en même temps qu'elle en augmente prodigieusement l'activité. » Il ajoute : « Ici, la contradiction est jusque dans les termes. » C'est vrai, il y a contradiction dans les termes de cette proposition ; mais il est juste de dire qu'elle appartient à M. Manec et non à Hahnemann, et que, pour trouver une contradiction dans les termes mêmes d'un auteur, il faut la citer textuellement, et non pas la résumer ; sans cela on s'expose à se réfuter soi-même. Voici l'idée de Hahnemann, que la proposition précédente a la prétention de résumer : les dilutions facilitent l'absorption des remèdes, empêchent les aggravations médicamenteuses, et, par conséquent, augmentent considérablement les vertus curatives. (*Organon*, § CCLXXIV à CCLXXVIII.) Du reste, on a déjà répondu à cet argument, et, je ne puis mieux faire que de rapporter le passage suivant, extrait de l'*Art médical*, du mois d'août. « Les esprits superficiels voient une contradiction entre ces deux phénomènes (l'augmentation de la vertu curative et la diminution des phénomènes d'aggravation), au moyen d'un sophisme. Comment, disent-ils, une substance peut-elle être à la fois, et sous le même rapport, plus forte et moins forte? Mais ce n'est ni à la fois, ni sous le même rapport, qu'on parle d'atténuation et de dynamisation des médicaments. La perturbation primitive, produite dans l'économie, la secousse imprimée aux

organes qu'elle atteint, sont moins fortes, moins grandes, lorsqu'on ingère une faible dose du même médicament que lorsqu'on administre une plus grande quantité : voilà une vérité
connue et admise de tous les toxicologistes.

« D'un autre côté, ces substances, *administrées d'après leur
rapport de similitude avec l'affection morbide que l'on combat,*
permettent d'obtenir une guérison plus douce, plus prompte,
plus durable, plus sûre, lorsqu'on les emploie à très-faible dose
qu'employées aux doses ordinaires : voilà la seconde proposition. En quoi est-elle en contradiction avec la première ? Dans
un cas, il s'agit d'effets physiologiques ; dans le second, d'effets
curatifs. Il n'y a donc point de contradiction, point d'absurdité,
par conséquent, à admettre ces deux propositions. La première
est une vérité universellement connue, la seconde est une découverte due au génie de Hahnemann, et une de ces vérités qui,
à elles seules, font passer un homme à la postérité, comme bien-
faiteur de l'humanité. » (Tessier, *Art médical,* 1855, p. 103.)

Les *Lettres sur l'homœopathie* contiennent encore un argument contre les doses infinétésimales : ces doses ne peuvent plus
agir puisqu'elles ne contiennent plus rien. Cette négation s'appuie sur l'argumentation suivante.

« Les dilutions affaiblissent tellement le médicament qu'il ne
conserve déjà plus d'action à la première dilution, et qu'à
coup sûr il ne peut en avoir à la deuxième ; *car on ne connaît
pas de substances qui agissent sur nous à la dose de* 0,0001 *de
grain.* « ... Des secousses ne peuvent changer la nature d'un
médicament et lui donner des qualités curatives qu'il n'a pas.
Toutes les propriétés des corps sont inhérentes à la matière et
leur énergie est toujours en raison directe de la quantité de
celle-ci. »

Dans cette argumentation il y a deux choses : la négation de
l'action des doses infinitésimales ; la négation de l'une des explications que l'on a données pour rendre compte de cette action.

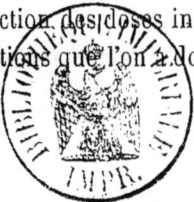

2

La première négation s'appuie sur ce seul raisonnement. « Car on ne connait pas de substances qui agissent sur nous à la dose de 0,0001 de grain. » C'est précisément ce que nous affirmons. Nous disons qu'avec des doses beaucoup plus faibles que des 0,0001 de grain nous obtenons des actions qui, pour la guérison des maladies, sont plus puissantes que celles qu'on obtient des mêmes médicaments à dose massive.

Cette affirmation nous l'appuyons sur des preuves cliniques. les seules qui aient une valeur dans cette question ; et nous considérons comme une critique insuffisante celle qui se borne à nier naïvement ce que nous avons établi scientifiquement. C'est par la critique des observations déjà publiées, c'est par des travaux cliniques qu'il faut répondre à la question des doses infinitésimales.

Quant à la seconde partie de l'argumentation, qui se résume ainsi : « L'énergie des propriétés des corps est toujours en raison directe de la quantité de matière ; » c'est une erreur affirmée avec une grande assurance, et rien de plus. Ce n'est que dans le domaine de la physique que l'énergie des propriétés des corps est en rapport avec leur masse ; mais, en physiologie et en pathologie, la quantité de la matière est souvent indifférente. On vaccine aussi bien avec 0,0001 de grain de vaccin qu'avec un kilo de ce virus ; et les expériences de Spallanzani ont prouvé, il y a longtemps, qu'une quantité infiniment petite de sperme suffisait à la fécondation. Il en est de même de tous les virus ; et nous voudrions que M. Manec pût nous dire combien il faut en poids d'un virus quelconque pour inoculer une maladie ; nous voudrions qu'il pût nous apprendre si, avec un peu de virus morveux, on inocule une petite maladie, et si, avec une grande quantité de ce même virus, on en inocule une plus grosse.

IV. *Clinique.*

La 26° lettre de M. Manec commence ainsi : « Je ne croirai à un miracle, dit Voltaire, que lorsqu'il sera fait devant l'Académie des Sciences de Paris ou devant la Société royale de Londres assistée d'un régiment aux gardes pour écarter la foule des ignorants et des fanatiques. » « On ne saurait trop, continue M. Manec, se conformer à ce sage conseil du patriarche de Ferney et se tenir en garde contre les deux plus grands ennemis de la vérité : l'ignorance et la mauvaise foi. Il est prudent de ne recevoir qu'avec une extrême réserve les faits qui se présentent en contradiction formelle avec les lois éternelles de la nature, et de n'en admettre la réalité qu'après les avoir vus analysés, discutés et reconnus pour vrais par les hommes spéciaux dans la matière. » (P. 220.)

Si un miracle s'était produit dans les conditions indiquées par Voltaire, il n'y aurait pas cru ; et il eût préféré accuser d'ignorance et de mauvaise foi les Académies et de fanatisme le régiment aux gardes. C'est au moins ce que fait M. Manec. En effet, cet auteur pose ainsi les conditions de l'expérimentation : « Il faut faire établir le diagnostic des malades par des médecins compétents, choisir parmi les sujets d'expérience des cas bien tranchés, bien graves, de ceux qui, en général, ne guérissent pas sans le secours de la médecine, et montrer ensuite ces mêmes sujets revenant peu à peu à la santé et enfin complétement guéris sous l'influence des globules homœopathiques seuls. » (P. 156.)

Toutes ces conditions ont été remplies. M. Tessier, médecin des hôpitaux, a choisi, pour vérifier la méthode de Hahnemann, deux maladies *graves et qui, en général, ne guérissent pas sans le secours de la médecine*, le choléra et la pneumonie. *Le diagnostic des malades a été établi par des hommes compétents* : M. Tessier, ses collègues, toutes les fois qu'ils l'ont voulu, et les élèves du service. Tout le temps de leur maladie, *ces sujets sont restés* soumis à l'observation, et chacun a pu constater *leur retour graduel à la santé et leur guérison complète sous la seule influence des remèdes homœopathiques dilués.* Le résultat de cette expérimentation a été publié, afin que tous les médecins pussent le contrôler ; toutes les conditions posées par M. Manec ont donc été remplies ; le miracle a été opéré devant l'Académie et avec le concours du régiment aux gardes ; bien plus, il se continue depuis huit ans ; et cela ne suffit pas à M. Manec. En appellera-t-il aux Académies et aux Facultés ? Mais il n'ignore pas que les Facultés et les Académies ne veulent pas même regarder à cette question, parce qu'elles savent parfaitement que, sur le terrain clinique, le problème est résolu contre elles, et qu'elles aiment mieux envelopper leur défaite dans le silence que de la rendre évidente par une enquête sérieuse. En appeler aux corps officiels c'est donc refuser l'expérimentation. Aussi M. Manec, après avoir balbutié que la pneumonie pourrait bien guérir seule et que le traitement du choléra par l'homœopathie n'a été récompensé par aucune décoration, a recours contre M. Tessier à ses armes habituelles, l'injure et la diffamation. C'est ainsi que ces observateurs analysent et discutent les faits cliniques qui sont en désaccord avec leurs théories ou leurs intérêts. Vous en appelez aux faits et à l'observation, puis, quand les faits et l'observation vous condamnent, vous nous appelez *apostats, renégats, charlatans, dissolus, hypocrites, débraillés, mystiques*, etc.; enfin vous nous livrez au bras séculier, vous nous dénoncez au pouvoir, tout en protestant de votre respect pour la liberté de penser. Je cite ce passage, pour qu'on ne m'accuse pas d'exagération.

« La médecine nous semble devoir faire exception à cette loi de tolerance générale, en raison des conséquences que

l'application d'un faux système peut entraîner après elle... Il n'y
a dès lors aucune raison pour qu'un gouvernement, qui est
chargé de veiller à la conservation de la santé des citoyens,
tout aussi bien qu'à celle de leur fortune, laisse impunément
mettre en pratique les théories les plus extravagantes et tolère
tous les genres de charlatanisme. Quand les corps enseignants
et les sociétés savantes, chargés par l'autorité de conserver les
bonnes traditions, de propager les bonnes doctrines et de mettre un frein aux caprices des esprits déréglés, sont unanimes
pour repousser une mauvaise doctrine médicale, ne serait-il pas
permis d'en interdire l'application au lit du malade?

Ce serait porter atteinte, dira-t-on, à la liberté du médecin,
dont la conduite ne doit relever que de sa conscience. Telle ne
peut être notre intention... Mais toute liberté ne doit-elle pas
avoir ses limites?... et, s'il était reconnu que la méthode homœopathique est une folie, ne faudrait-il pas mettre les homœopathes dans l'impossibilité de nuire, comme on y met les autres
fous?» (Préface, p. 13.)

Quelle violence! et en même temps quelle niaiserie!

Dans l'application de l'homœopathie, M. Manec signale quelques difficultés sur lesquelles nous nous expliquerons le plus
brièvement possible. La première de ces difficultés est le défaut
de rapport qui existe entre le nombre des symptômes des médicaments et le nombre des symptômes des maladies. «Si, dit-il, je
couvre le groupe variable de huit à dix symptômes que nous
appelons *grippe* avec une goutte de la 30ᵉ dilution de teinture de
belladone, qui doit produire, *en tout temps et d'une manière absolue*, 1440 symptômes, que deviendront les 1430 symptômes
surabondants?» (P. 161.)

Ni Hahnemann ni aucun médecin n'a jamais dit que la belladone devait produire, *en tout temps et d'une manière absolue*,
1440 symptômes, et le membre de phrase souligné par M. Ma-

nec appartient à une partie de l'*Organon* qui n'a aucun rapport avec le sujet en question. Ce n'est pas une fausse citation, mais c'est une citation détournée de son sens véritable. Hahnemann, comparant le degré de puissance des causes morbifiques et des agents médicamenteux, s'exprime en ces termes : « ... Dans tous les temps, dans toutes les circonstances, un véritable médicament influe sur tous les hommes, excite en eux les symptômes qui leur sont propres et en provoque qui tombent même sous les sens, quand *on les donne à des doses assez fortes*, de sorte que tout l'organisme humain vivant doit être, en tout temps et d'une manière absolue, attaqué, et en quelque sorte infecté, par la maladie médicinale ; ce qui, comme je l'ai dit tout à l'heure, n'est point du tout le cas des maladies naturelles. » (*Organon*, § XXVII.) Il est évident que ce paragraphe signifie seulement qu'en tout temps et d'une manière absolue un médicament doit produire chez l'homme un ensemble de symptômes que Hahnemann appelle maladie médicinale ; tandis que les causes morbifiques n'agissent point, en tout temps et d'une manière absolue, sur tous les hommes. Nous n'avons pas, pour le moment, à apprécier la valeur de cette idée ; mais comment appellerons-nous le procédé qui peut tirer de ce paragraphe la phrase suivante ? « *La belladone à la* 30ᵉ *dilution doit, en tout temps et d'une manière absolue, produire* 1440 *symptômes.* » M. Manec a raison. La vérité n'a pas de pire ennemi que l'ignorance et la mauvaise foi.

Hahnemann avait prévu et résolu la difficulté soulevée par M. Manec. « Un médicament homœopathique éteint tranquillement la maladie aiguë qui lui est analogue, sans manifester ses autres symptômes non homœopathiques. » (*Organon*, § CLI.)

La seconde difficulté que soulève M. Manec est celle-ci :

« Je prends au hasard quatre médicaments polychrestes : la belladone, le soufre, le lachésis et le lycopode. La première de ces substances est le spécifique, le *simile* de 191 affections différentes; le soufre, celui de 222; le lachésis, de 132, et le lycopode de 113. (P. 164.)

« .... A quoi bon s'embarrasser dans une recherche toujours difficile du *simile?* Il n'y aura qu'à donner le premier médicament venu, et l'on peut être assuré qu'il se rencontrera toujours quelques-uns des symptômes de la maladie assez analogues aux siens pour qu'il les fasse disparaître. » (P. 175.)

Pour détruire tout cet échaffaudage, il suffit, comme presque toujours avec M. Manec, de rectifier les citations.

Non-seulement M. Jahr (auquel M. Manec a emprunté une partie des chiffres précédents) ne dit pas que la belladone, le soufre, etc., soient le spécifique de 191 ou de 222 maladies, mais il dit précisément le contraire. Voici la phrase de M. Jahr, phrase stéréotypée, à propos de chaque médicament, sous le titre d'*Avis clinique :* « étant indiqué par *l'ensemble des symptômes,* ce médicament *pourra quelquefois être utile* dans l'un ou l'autre cas des affections suivantes » (chapitre *aconit*), ou bien « se laissant guider par *l'ensemble* des symptômes, on verra les cas dans *lesquels on pourra consulter* ce médicament contre : (chap. *belladone*), et il ajoute en note : « .... Nous voulons dire que, dans les affections citées, le médecin pourra s'adresser à ce médicament, *non pour l'employer comme spécifique*, mais seulement *pour s'assurer, par la comparaison des symptômes, s'il y a réellement indication suffisante ou non pour y avoir recours.* Agir autrement ce serait non-seulement le meilleur moyen de ne jamais obtenir de guérison, mais *ce serait aussi faire l'abus le plus déplorable de nos citations, abus contre lequel nous protestons une fois pour toutes et pour tous les médicaments où nous avons donné une énumération pareille.* » (Note du chapitre *aconit*.)

Ici le démenti est jusque dans les mots : « Les médicaments *ne doivent point être employés comme spécifiques* dans les affections énumérées, mais seulement *consultés.* C'est M. Jahr lui-même qui a souligné ces membres de phrases pour montrer toute l'importance qu'il y attachait. La vérité, ainsi rétablie, que devient la difficulté soulevée par M. Manec? un effort malheureux et peu sincère pour égarer le lecteur. Si l'on prend un mémorial thérapeutique quelconque, celui de M. Bouchardat, par exemple, on verra que l'émétique et l'opium ont été donnés dans à peu près toutes les maladies; serait-il, cependant, vrai de dire que M. Bouchardat indique l'opium ou l'émétique comme le spécifique de toutes les maladies? Non, sans doute. C'est cependant là le raisonnement de M. Manec contre l'homœopathie.

Puisqu'il est question de M. Jahr, il faut que nous relevions encore une citation erronée de M. Manec, qui continue à *se conformer au sage conseil du patriarche de Ferney*, en combattant *l'ignorance et la mauvaise foi, ces deux ennemis de la vérité*, par l'altération des textes de ses adversaires.

L'auteur des *Lettres sur l'homœopathie* reproche aux homœopathes, et à M. Jahr en particulier, d'avoir créé une foule de maladies nouvelles. « C'est ainsi qu'ils (les homœopathes) ont créé une foule de maladies qu'on ne connaissait point avant eux et présenté immédiatement des spécifiques pour leur guérison. Le chapitre III de Jahr va nous en offrir de nombreux exemples. » (P. 207.)

Nous avons déjà vu que M. Jahr n'admettait pas de spécifique. Mais le mot faisait bien dans la phrase de M. Manec, et il l'a conservé. Maintenant, examinons ce chapitre, qui contient *une foule de maladies nouvelles.* »

Le chapitre III de M. Jahr, sous le titre « *Avis Cliniques* sur le sommeil et les souffrances qui s'y rapportent » contient, dans sa 1re section, les indications thérapeutiques tirées du *cauchemar*, du *coma*, de l'*insomnie*, de la *léthargie*, du *noctambulisme*, de la *somnolence* et de ses variétés : la 2e section, sous le titre de *symptômes*, énumère tous les phénomènes que renferme la matière médicale sur les troubles du sommeil, avec le nom des médicaments qui ont produit les phénomènes : la 3e section renferme les circonstances dans lesquelles ces troubles ont été observés; et la 4e réunit tout ce qui a rapport aux rêves dans l'action des médicaments.

C'est là une méthode d'exposition de la matière médicale sur la valeur de laquelle on peut n'être pas d'accord. Mais il n'est question dans tout ceci ni de maladies anciennes ni de maladies nouvelles, et il ne faut pas tenir compte de la valeur des mots pour conclure, de la lecture de ce chapitre, que M. Jahr « a créé une foule de maladies qu'on ne connaissait point avant lui. »

M. Manec fait ensuite observer que les homœopathes ne sont point d'accord sur le choix de la dose; que les uns prescrivent les hautes dilutions là où les autres prescrivent les basses.

Cela prouve une seule chose, c'est que la thérapeutique n'est point sortie parfaite du cerveau de Hahnemann et qu'elle a encore besoin d'être perfectionnée. Le contraire serait fort extraordinaire, et je suis surpris qu'on reproche aux homœopathes de n'être pas encore d'accord sur les doses après cinquante ans de pratique, quand les allopathes ne sont pas encore parvenus à s'entendre sur la meilleure manière de doser le sulfate de quinine et le mercure qu'ils emploient depuis des siècles.

M. Manec accuse ensuite certains médecins de mêler les moyens allopathiques à la méthode homœopathique. Nous acceptons parfaitement ce reproche, qui nous vient de deux côtés opposés. Il prouve que ceux qui nous appellent homœopathes ne savent pas notre nom véritable et qu'ils oublient que nous sommes médecins. Nous croyons que la loi *similia similibus* est une source féconde d'indications thérapeutiques, mais que les doses infinitésimales ne sont pas toujours une condition *sine qua non* de l'existence de cette loi. Nous sommes surtout bien persuadés

que les malades ne doivent pas être victimes de cette pré-
tendue logique, de cet *esprit de système* qui consiste à leur
appliquer un traitement quand même, dans les cas où l'expérience l'a sanctionné comme dans ceux où elle l'a infirmé ou
laissé douteux.

Je crois avoir répondu à tous les arguments que renferment
les *Lettres sur l'homœopathie*. J'ai au moins répondu à toutes
les objections qui méritent ce nom. Que répondre au reproche d'écrire le nom des médicaments en abréviation, ou de
n'avoir pas gagné le prix de 10,000 francs, ou de n'être pas
décoré?

Que répondre aux injures pures et simples, aux calomnies et
aux diffamations dont sont émaillées ces lettres? Dans ce que
ces injures ont de personnel nous n'insisterons pas d'avantage.
Mais en ce qu'elles ont de général nous nous expliquerons une
fois pour toutes. Ces accusations peuvent se réduire à deux :
mensonge et *charlatanisme*.

Quant à la première accusation, celle de mensonge, si M. Manec veut parler du mensonge volontaire, nous ne répondrons
pas, parce que ni lui, ni aucun médecin ne nous a jamais adressé
ce reproche catégoriquement et nominativement, et que cette
condition est cependant nécessaire pour qu'on puisse répondre
à une accusation de cette nature.

Mais, si M. Manec veut parler seulement de l'erreur scientifique, involontaire, résultat de l'ignorance ou de la légèreté,
ce reproche est très-vrai, mais il est injuste de l'adresser aux
homœopathes seuls. Toutes les écoles l'ont mérité. Qu'on soit
homœopathe ou allopathe, quand on ne sait pas distinguer
une maladie d'une autre, une forme grave d'une forme bénigne,
on s'expose à donner des résultats thérapeutiques mensongers.
C'est pour cela qu'on demande des observations à l'appui de
tout travail de thérapeutique, parce qu'on ne veut en accepter
le résultat qu'après examen, et sous bénéfice d'inventaire,

quelle que soit d'ailleurs l'honorabilité du médecin qui le publie.

Quant au charlatanisme, c'est une plaie de la médecine et non point d'un système en particulier; et la 4ᵉ page des journaux doit faire rougir les allopathes aussi bien que les homœopathes. Mais il est si facile d'appeler ses confrères charlatans! Cela dispense de les réfuter et semble justifier contre eux toute espèce de mauvais procédés. Cependant M. Manec aurait dû se demander s'il était bien en droit de jeter la pierre aux charlatans. N'a-t-il pas publié les présentes lettres dans un journal politique? ne s'est-il pas adressé aux gens du monde, c'est-à-dire aux incompétents? Cette publicité est-elle bien honnête et bien légitime? Et que, pour se justifier, M. Manec ne dise point que les homœopathes en font autant. M. Manec généralise beaucoup trop; et, si je ne me trouve point le droit d'appeler les allopathes charlatans, parce que quelques-uns d'entre eux s'adressent au public par des moyens déshonnêtes et illégitimes, je ne vois pas pourquoi le charlatanisme de quelques homœopathes donnerait à M. Manec le droit d'injurier tous les médecins qui ont accepté la réforme thérapeutique de Hahnemann.

Conclusions.

Les *Lettres sur l'homœopathie,* qui ont la prétention d'avoir réduit à néant cette réforme thérapeutique, ne prouvent donc qu'une chose : c'est que, quand on veut à tout prix défendre une mauvaise cause, on s'expose à se compromettre avec elle. Nous croyons avoir été aussi modéré que possible en répondant à ce livre plein de violences et d'injures; mais nous n'avons pu nous dispenser d'appeler par leur véritable nom les citations sciemment falsifiées et les inintelligences évidentes des premiers principes de la médecine qui servent de base à la critique de M. Manec.

Nous faisons un appel à la bonne foi *des médecins de Lot-et-Garonne;* nous les prions de considérer combien il est peu honorable de rester les éditeurs d'un livre qui contient des mensonges et des inepties; nous sommes persuadé qu'ils ont cru M. Manec sur parole et qu'ils protesteront avec nous contre la *mauvaise foi en matière de critique.*

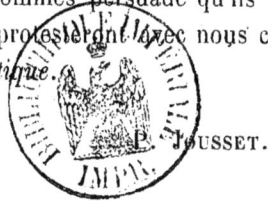

P. JOUSSET.

Paris. — Typographie de Gaittet et Cie, rue Git-le-Cœur, 7.

144